DIESES WOCHENPLANER GEHÖRT

WOCHENPLAN

KW:

WOCHENZIEL:

MONTAG

DIENSTAG

MITTWOCH

DONNERSTAG

FREITAG

SAMSTAG

SONNTAG

WOCHENAUFGABEN:

NICHT VERGESSEN:

NÄCHSTE WOCHE:

WOCHENPLAN

KW:

WOCHENZIEL:

MONTAG

DIENSTAG

MITTWOCH

DONNERSTAG

FREITAG

SAMSTAG

SONNTAG

WOCHENAUFGABEN:

NICHT VERGESSEN:

NÄCHSTE WOCHE:

WOCHENPLAN

KW:

WOCHENZIEL:

MONTAG

DIENSTAG

MITTWOCH

DONNERSTAG

FREITAG

SAMSTAG

SONNTAG

WOCHENAUFGABEN:

NICHT VERGESSEN:

NÄCHSTE WOCHE:

WOCHENPLAN

KW:

WOCHENZIEL:

MONTAG

DIENSTAG

MITTWOCH

DONNERSTAG

FREITAG

SAMSTAG

SONNTAG

WOCHENAUFGABEN:

NICHT VERGESSEN:

NÄCHSTE WOCHE:

WOCHENPLAN

KW:

WOCHENZIEL:

WOCHENAUFGABEN:

MONTAG

DIENSTAG

MITTWOCH

DONNERSTAG

FREITAG

SAMSTAG

SONNTAG

NICHT VERGESSEN:

NÄCHSTE WOCHE:

WOCHENPLAN

KW:

WOCHENZIEL:

MONTAG

DIENSTAG

MITTWOCH

DONNERSTAG

FREITAG

SAMSTAG

SONNTAG

WOCHENAUFGABEN:

NICHT VERGESSEN:

NÄCHSTE WOCHE:

WOCHENPLAN

KW:

WOCHENZIEL:

WOCHENAUFGABEN:

MONTAG

DIENSTAG

MITTWOCH

DONNERSTAG

FREITAG

SAMSTAG

SONNTAG

NICHT VERGESSEN:

NÄCHSTE WOCHE:

WOCHENPLAN

KW:

WOCHENZIEL:

MONTAG

DIENSTAG

MITTWOCH

DONNERSTAG

FREITAG

SAMSTAG

SONNTAG

WOCHENAUFGABEN:

NICHT VERGESSEN:

NÄCHSTE WOCHE:

WOCHENPLAN

KW:

WOCHENZIEL:

MONTAG

DIENSTAG

MITTWOCH

DONNERSTAG

FREITAG

SAMSTAG

SONNTAG

WOCHENAUFGABEN:

NICHT VERGESSEN:

NÄCHSTE WOCHE:

WOCHENPLAN

KW:

WOCHENZIEL:

MONTAG

DIENSTAG

MITTWOCH

DONNERSTAG

FREITAG

SAMSTAG

SONNTAG

WOCHENAUFGABEN:

NICHT VERGESSEN:

NÄCHSTE WOCHE:

WOCHENPLAN

KW:

WOCHENZIEL:

WOCHENAUFGABEN:

MONTAG

DIENSTAG

MITTWOCH

DONNERSTAG

FREITAG

SAMSTAG

SONNTAG

NICHT VERGESSEN:

NÄCHSTE WOCHE:

WOCHENPLAN

KW:

WOCHENZIEL:

WOCHENAUFGABEN:

MONTAG

DIENSTAG

MITTWOCH

DONNERSTAG

FREITAG

SAMSTAG

SONNTAG

NICHT VERGESSEN:

NÄCHSTE WOCHE:

WOCHENPLAN

KW:

WOCHENZIEL:

WOCHENAUFGABEN:

MONTAG

DIENSTAG

MITTWOCH

DONNERSTAG

FREITAG

SAMSTAG

SONNTAG

NICHT VERGESSEN:

NÄCHSTE WOCHE:

WOCHENPLAN

KW:

WOCHENZIEL:

MONTAG

DIENSTAG

MITTWOCH

DONNERSTAG

FREITAG

SAMSTAG

SONNTAG

WOCHENAUFGABEN:

NICHT VERGESSEN:

NÄCHSTE WOCHE:

WOCHENPLAN

KW:

WOCHENZIEL:

MONTAG

DIENSTAG

MITTWOCH

DONNERSTAG

FREITAG

SAMSTAG

SONNTAG

WOCHENAUFGABEN:

NICHT VERGESSEN:

NÄCHSTE WOCHE:

WOCHENPLAN

KW:

WOCHENZIEL:

MONTAG

DIENSTAG

MITTWOCH

DONNERSTAG

FREITAG

SAMSTAG

SONNTAG

WOCHENAUFGABEN:

NICHT VERGESSEN:

NÄCHSTE WOCHE:

WOCHENPLAN

KW:

WOCHENZIEL:

MONTAG

DIENSTAG

MITTWOCH

DONNERSTAG

FREITAG

SAMSTAG

SONNTAG

WOCHENAUFGABEN:

NICHT VERGESSEN:

NÄCHSTE WOCHE:

WOCHENPLAN

KW:

WOCHENZIEL:

MONTAG

DIENSTAG

MITTWOCH

DONNERSTAG

FREITAG

SAMSTAG

SONNTAG

WOCHENAUFGABEN:

NICHT VERGESSEN:

NÄCHSTE WOCHE:

WOCHENPLAN

KW:

WOCHENZIEL:

MONTAG

DIENSTAG

MITTWOCH

DONNERSTAG

FREITAG

SAMSTAG

SONNTAG

WOCHENAUFGABEN:

NICHT VERGESSEN:

NÄCHSTE WOCHE:

WOCHENPLAN

KW:

WOCHENZIEL:

MONTAG

DIENSTAG

MITTWOCH

DONNERSTAG

FREITAG

SAMSTAG

SONNTAG

WOCHENAUFGABEN:

NICHT VERGESSEN:

NÄCHSTE WOCHE:

WOCHENPLAN

KW:

WOCHENZIEL:

WOCHENAUFGABEN:

MONTAG

DIENSTAG

MITTWOCH

DONNERSTAG

FREITAG

SAMSTAG

SONNTAG

NICHT VERGESSEN:

NÄCHSTE WOCHE:

WOCHENPLAN

KW:

WOCHENZIEL:

MONTAG

DIENSTAG

MITTWOCH

DONNERSTAG

FREITAG

SAMSTAG

SONNTAG

WOCHENAUFGABEN:

NICHT VERGESSEN:

NÄCHSTE WOCHE:

WOCHENPLAN

KW:

WOCHENZIEL:

WOCHENAUFGABEN:

MONTAG

DIENSTAG

MITTWOCH

DONNERSTAG

FREITAG

SAMSTAG

SONNTAG

NICHT VERGESSEN:

NÄCHSTE WOCHE:

WOCHENPLAN

KW:

WOCHENZIEL:

MONTAG

DIENSTAG

MITTWOCH

DONNERSTAG

FREITAG

SAMSTAG

SONNTAG

WOCHENAUFGABEN:

NICHT VERGESSEN:

NÄCHSTE WOCHE:

WOCHENPLAN

KW:

WOCHENZIEL:

WOCHENAUFGABEN:

MONTAG

DIENSTAG

MITTWOCH

DONNERSTAG

FREITAG

SAMSTAG

SONNTAG

NICHT VERGESSEN:

NÄCHSTE WOCHE:

WOCHENPLAN

KW:

WOCHENZIEL:

MONTAG

DIENSTAG

MITTWOCH

DONNERSTAG

FREITAG

SAMSTAG

SONNTAG

WOCHENAUFGABEN:

NICHT VERGESSEN:

NÄCHSTE WOCHE:

WOCHENPLAN

KW:

WOCHENZIEL:

MONTAG

DIENSTAG

MITTWOCH

DONNERSTAG

FREITAG

SAMSTAG

SONNTAG

WOCHENAUFGABEN:

NICHT VERGESSEN:

NÄCHSTE WOCHE:

WOCHENPLAN

KW:

WOCHENZIEL:

MONTAG

DIENSTAG

MITTWOCH

DONNERSTAG

FREITAG

SAMSTAG

SONNTAG

WOCHENAUFGABEN:

NICHT VERGESSEN:

NÄCHSTE WOCHE:

WOCHENPLAN

KW:

WOCHENZIEL:

MONTAG

DIENSTAG

MITTWOCH

DONNERSTAG

FREITAG

SAMSTAG

SONNTAG

WOCHENAUFGABEN:

NICHT VERGESSEN:

NÄCHSTE WOCHE:

WOCHENPLAN

KW:

WOCHENZIEL:

MONTAG

DIENSTAG

MITTWOCH

DONNERSTAG

FREITAG

SAMSTAG

SONNTAG

WOCHENAUFGABEN:

NICHT VERGESSEN:

NÄCHSTE WOCHE:

WOCHENPLAN

KW:

WOCHENZIEL:

MONTAG

DIENSTAG

MITTWOCH

DONNERSTAG

FREITAG

SAMSTAG

SONNTAG

WOCHENAUFGABEN:

NICHT VERGESSEN:

NÄCHSTE WOCHE:

WOCHENPLAN

KW:

WOCHENZIEL:

MONTAG

DIENSTAG

MITTWOCH

DONNERSTAG

FREITAG

SAMSTAG

SONNTAG

WOCHENAUFGABEN:

NICHT VERGESSEN:

NÄCHSTE WOCHE:

WOCHENPLAN

KW:

WOCHENZIEL:

MONTAG

DIENSTAG

MITTWOCH

DONNERSTAG

FREITAG

SAMSTAG

SONNTAG

WOCHENAUFGABEN:

NICHT VERGESSEN:

NÄCHSTE WOCHE:

WOCHENPLAN

KW:

WOCHENZIEL:

MONTAG

DIENSTAG

MITTWOCH

DONNERSTAG

FREITAG

SAMSTAG

SONNTAG

WOCHENAUFGABEN:

NICHT VERGESSEN:

NÄCHSTE WOCHE:

WOCHENPLAN

KW:

WOCHENZIEL:

MONTAG

DIENSTAG

MITTWOCH

DONNERSTAG

FREITAG

SAMSTAG

SONNTAG

WOCHENAUFGABEN:

NICHT VERGESSEN:

NÄCHSTE WOCHE:

WOCHENPLAN

KW:

WOCHENZIEL:

MONTAG

DIENSTAG

MITTWOCH

DONNERSTAG

FREITAG

SAMSTAG

SONNTAG

WOCHENAUFGABEN:

NICHT VERGESSEN:

NÄCHSTE WOCHE:

WOCHENPLAN

KW:

WOCHENZIEL:

MONTAG

DIENSTAG

MITTWOCH

DONNERSTAG

FREITAG

SAMSTAG

SONNTAG

WOCHENAUFGABEN:

NICHT VERGESSEN:

NÄCHSTE WOCHE:

WOCHENPLAN

KW:

WOCHENZIEL:

MONTAG

DIENSTAG

MITTWOCH

DONNERSTAG

FREITAG

SAMSTAG

SONNTAG

WOCHENAUFGABEN:

NICHT VERGESSEN:

NÄCHSTE WOCHE:

WOCHENPLAN

KW:

WOCHENZIEL:

MONTAG

DIENSTAG

MITTWOCH

DONNERSTAG

FREITAG

SAMSTAG

SONNTAG

WOCHENAUFGABEN:

NICHT VERGESSEN:

NÄCHSTE WOCHE:

WOCHENPLAN

KW:

WOCHENZIEL:

MONTAG

DIENSTAG

MITTWOCH

DONNERSTAG

FREITAG

SAMSTAG

SONNTAG

WOCHENAUFGABEN:

NICHT VERGESSEN:

NÄCHSTE WOCHE:

WOCHENPLAN

KW:

WOCHENZIEL:

MONTAG

DIENSTAG

MITTWOCH

DONNERSTAG

FREITAG

SAMSTAG

SONNTAG

WOCHENAUFGABEN:

NICHT VERGESSEN:

NÄCHSTE WOCHE:

WOCHENPLAN

KW:

WOCHENZIEL:

MONTAG

DIENSTAG

MITTWOCH

DONNERSTAG

FREITAG

SAMSTAG

SONNTAG

WOCHENAUFGABEN:

NICHT VERGESSEN:

NÄCHSTE WOCHE:

WOCHENPLAN

KW:

WOCHENZIEL:

MONTAG

DIENSTAG

MITTWOCH

DONNERSTAG

FREITAG

SAMSTAG

SONNTAG

WOCHENAUFGABEN:

NICHT VERGESSEN:

NÄCHSTE WOCHE:

WOCHENPLAN

KW:

WOCHENZIEL:

MONTAG

DIENSTAG

MITTWOCH

DONNERSTAG

FREITAG

SAMSTAG

SONNTAG

WOCHENAUFGABEN:

NICHT VERGESSEN:

NÄCHSTE WOCHE:

WOCHENPLAN

KW:

WOCHENZIEL:

MONTAG

DIENSTAG

MITTWOCH

DONNERSTAG

FREITAG

SAMSTAG

SONNTAG

WOCHENAUFGABEN:

NICHT VERGESSEN:

NÄCHSTE WOCHE:

WOCHENPLAN

KW:

WOCHENZIEL:

MONTAG

DIENSTAG

MITTWOCH

DONNERSTAG

FREITAG

SAMSTAG

SONNTAG

WOCHENAUFGABEN:

NICHT VERGESSEN:

NÄCHSTE WOCHE:

WOCHENPLAN

KW:

WOCHENZIEL:

WOCHENAUFGABEN:

MONTAG

DIENSTAG

MITTWOCH

DONNERSTAG

FREITAG

SAMSTAG

SONNTAG

NICHT VERGESSEN:

NÄCHSTE WOCHE:

WOCHENPLAN

KW:

WOCHENZIEL:

WOCHENAUFGABEN:

MONTAG

DIENSTAG

MITTWOCH

DONNERSTAG

FREITAG

SAMSTAG

SONNTAG

NICHT VERGESSEN:

NÄCHSTE WOCHE:

WOCHENPLAN

KW:

WOCHENZIEL:

MONTAG

DIENSTAG

MITTWOCH

DONNERSTAG

FREITAG

SAMSTAG

SONNTAG

WOCHENAUFGABEN:

NICHT VERGESSEN:

NÄCHSTE WOCHE:

WOCHENPLAN

KW:

WOCHENZIEL:

MONTAG

DIENSTAG

MITTWOCH

DONNERSTAG

FREITAG

SAMSTAG

SONNTAG

WOCHENAUFGABEN:

NICHT VERGESSEN:

NÄCHSTE WOCHE:

WOCHENPLAN

KW:

WOCHENZIEL:

MONTAG

DIENSTAG

MITTWOCH

DONNERSTAG

FREITAG

SAMSTAG

SONNTAG

WOCHENAUFGABEN:

NICHT VERGESSEN:

NÄCHSTE WOCHE:

WOCHENPLAN

KW:

WOCHENZIEL:

MONTAG

DIENSTAG

MITTWOCH

DONNERSTAG

FREITAG

SAMSTAG

SONNTAG

WOCHENAUFGABEN:

NICHT VERGESSEN:

NÄCHSTE WOCHE:

www.ingramcontent.com/pod-product-compliance
Lightning Source LLC
Chambersburg PA
CBHW070611220526
45467CB00003B/1379
* 9 7 8 1 7 0 9 9 3 6 2 5 8 *